BEI GRIN MACHT SICH IHR WISSEN BEZAHLT

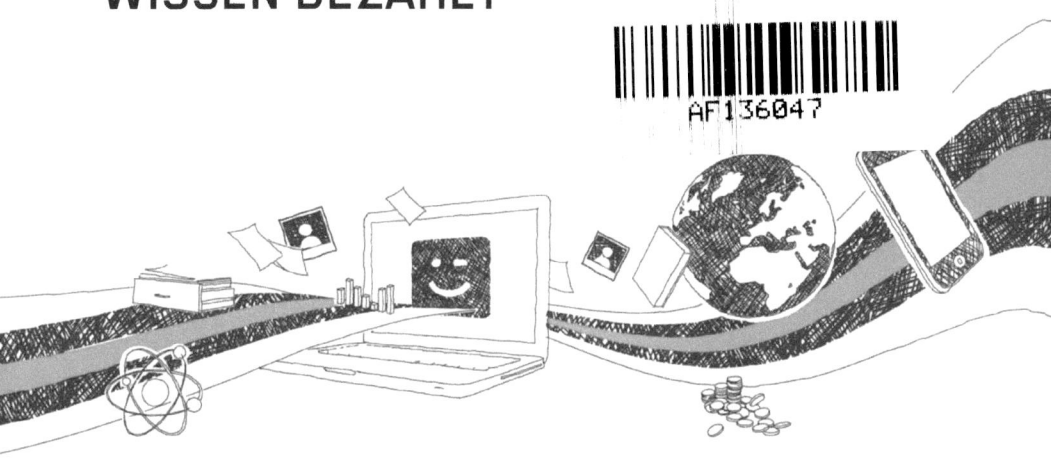

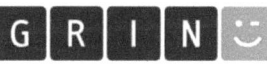

Sonja Kaupp

Faktoren der Popularität von Paul Niehans' Frischzellentherapie in den 50er/60er Jahren

GRIN Verlag

Bibliografische Information der Deutschen Nationalbibliothek:

Die Deutsche Bibliothek verzeichnet diese Publikation in der Deutschen National-
bibliografie; detaillierte bibliografische Daten sind im Internet über http://dnb.d-
nb.de/ abrufbar.

Impressum:

Copyright © 2009 GRIN Verlag GmbH
Druck und Bindung: Books on Demand GmbH, Norderstedt Germany
ISBN: 978-3-656-02624-2

Dieses Buch bei GRIN:

http://www.grin.com/de/e-book/180009/faktoren-der-popularitaet-von-paul-niehans-
frischzellentherapie-in-den

GRIN - Your knowledge has value

Der GRIN Verlag publiziert seit 1998 wissenschaftliche Arbeiten von Studenten, Hochschullehrern und anderen Akademikern als eBook und gedrucktes Buch. Die Verlagswebsite www.grin.com ist die ideale Plattform zur Veröffentlichung von Hausarbeiten, Abschlussarbeiten, wissenschaftlichen Aufsätzen, Dissertationen und Fachbüchern.

Besuchen Sie uns im Internet:

http://www.grin.com/

http://www.facebook.com/grincom

http://www.twitter.com/grin_com

Albert-Ludwigs-Universität Freiburg i. Br.
Institut für Ethik und Geschichte der Medizin
Hauptseminar: Wunder und Religion
WS 08/09

Faktoren der Popularität von Paul Niehans' Frischzellentherapie

in den 50er/60er Jahren

Vorgelegt von:
Sonja Kaupp

Inhalt

1. Einleitung

Die „American Academy of Anti-Aging Medicine" veranstaltete 1999 an der Perperdine University in Los Angeles einen Kurs, der es sich unter anderem zum Ziel setzte, wichtige Forscher der Gerontologie von Kurpfuschern, Betrügern und Scharlatanen zu trennen. Paul Niehans fiel in letztere Kategorie.[1] Ob dies dem Erfinder der Frischzellentherapie gerecht wird oder nicht, konnte zu seinen Lebzeiten nicht geklärt werden und ist immer noch umstritten, da die Therapie auch heute noch angeboten wird und das Thema nicht zuletzt wegen der vielen Verbotsversuche weiterhin aktuell ist.

Wie konnte es passieren, dass eine Therapie, deren Wirksamkeit bis heute nicht schulmedizinisch bewiesen ist, allein bis 1956 über eine halbe Million Patienten fand, unter ihnen ein Papst? Diese Frage und auch der Einfluss der gesellschaftlichen Gegebenheiten und der Medien soll in dieser Arbeit geklärt werden. Dabei fungiert das Thema als Paradebeispiel dafür, dass in der (alternativen) Medizin Medienwirksamkeit wichtiger werden kann als eine fundierte Beweisführung.

Zunächst werden in einem einleitenden Teil das Wesen der Frischzellentherapie und ihr zeitlicher Kontext dargestellt, damit die anschließenden erläuterten Entwicklungen nachvollzogen werden können. Dabei sollen auch die Argumente der Kritiker miteinbezogen werden. Anschließend folgt eine Untersuchung der Faktoren, die die Popularität der Frischzellentherapie während der 50er/60er-Jahre in Deutschland bedingten.

Grundlage dieser Arbeit ist Niehans' „Einführung in die Zellulartherapie" aus dem Jahr 1957, sowie zeitgenössische Zeitschriften. Nicht nur Niehans' Werk, mit dem er selbstverständlich seine eigenen Interessen verfolgte, sondern auch die Zeitschriftenartikel müssen kritisch betrachtet werden. Ein Boulevardmagazin wie die BZ ist meist auf Sensationen und Aufmacher aus, Autoren in Ärztezeitschriften haben auf ihren Ruf zu achten und sind deswegen oft voreingenommen, was das Anwenden von Therapien ohne fundierte wissenschaftliche Grundlage betrifft. Der Artikel aus dem Spiegel erscheint jedoch gut recherchiert und objektiv zu sein, weswegen sich die Arbeit auch des Öfteren darauf beziehen wird.

Die Monografien zum Thema, die in der Bibliografie aufgeführt sind, wurden von glühenden Anhängern Niehans' verfasst, was ihnen jegliche Objektivität nimmt. Fischer stellt Niehans als Helden dar und lässt wörtliche Dialoge zwischen Niehans und dem Papst einfließen, die niemals exakt so stattgefunden haben können. Auch Block schreibt im Stil eines Romans.

---

[1] Vgl. Heiko STOFF: Ewige Jugend. Konzepte der Verjüngung vom späten 19. Jahrhundert bis ins Dritte Reich, Köln 2004, S. 22. [Im Folgenden zitiert als „STOFF 2004".]

Trotzdem sind die Texte relevant, da schließlich die subjektive Auffassung von Niehans und der Frischzellentherapie zur damaligen Zeit Bestandteil dieser Arbeit sind. Jedoch sind sie somit als Quellen und nicht als Sekundärliteratur zu betrachten. Die Monografie von Siegfried Block, die nicht in den zu untersuchenden Zeitraum fällt, wird jedoch unter Sekundärliteratur aufgeführt.

2. Hintergründe: Die Frischzellentherapie und ihr Kontext

2.1 Die Frischzellentherapie nach Paul Niehans

> „Die Zellulartherapie ist eine den ganzen Organismus erfassende biologische Heilmethode, die dem menschlichen Zellenstaat mit seinen Trillionen Zellen diejenigen therapeutisch wirksamen Zellelemente aus frischen, embryonalen oder jugendlichen Geweben zuführt, die er zu seiner Revitalisation benötigt. Zellen sämtlicher Organe stehen zur Verfügung, Kunst des Arztes die richtigen zu verwenden [sic].“[2]

So definiert Niehans seine Zellular- bzw. Frischzellentherapie in der 1957 erschienenen „Einführung in die Zellulartherapie“. Unter dem „Zuführen“ ist die Injektion von Zellaufschwemmungen zu verstehen, bei den Geweben handelt es sich um die von ungeborenen oder jungen Kälbern und Lämmern. Die Organe werden per Hand mit einem speziellen Messer zerkleinert und dann „jedes Organ in eigener Spritze an eigener Stelle“[3] gespritzt. „Im Allgemeinen werden bei Unterfunktion eines Organs die entsprechenden Zellen des Tierorganismus gegeben. Bei Überfunktion gilt es die Antagonisten zu stärken“[4].

Niehans konnte jedoch nicht erklären, wie die Organe nun genau gestärkt wurden. Er ging von drei Möglichkeiten aus: Erstens ein Wandern der Zellen zum Sitz der Krankheit, zweitens eine Fernwirkung von der Injektionsstelle aus und drittens der Abbau der Zellen, damit sie zum Neuaufbau von Gewebe beitragen konnten.[5]

Der Wirkungszeitraum ist laut Niehans von Organ zu Organ verschieden und kann von einer unmittelbaren Wirkung bis hin zu einer Verzögerung von zwei Monaten oder noch länger reichen.[6] Meistens reiche eine einmalige Behandlung aus.

Die Krankheiten, die sich angeblich mit der Zellulartherapie „günstig beeinflussen“ lassen, stellen ein sehr breites Spektrum dar, das zum Beispiel Fettsucht und Magersucht, Neigung zu Migränen, Mongolismus und Wetterempfindlichkeit miteinschließt.[7] Auch Homosexualität

---

[2] Paul NIEHANS: Einführung in die Zellulartherapie, Bern 1957, S. 9. [Im Folgenden zitiert als „Niehans 1957“.]
[3] NIEHANS 1957, S. 25.
[4] Ebd., S. 19.
[5] Vgl. Ebd., S. 31.
[6] Vgl. Ebd., S. 35.
[7] Vgl. Ebd., S. 99-102.

lässt sich seiner Meinung nach therapieren.[8] Vor allem jedoch bot Niehans seine Therapie zur Linderung von Altersbeschwerden und zur Vorbeugung gegen Krebs an.

Die Risiken der Injektion von artfremdem Eiweiß bagatellisiert Niehans: Allergische Reaktionen seien sehr selten und dann auch meist schwach und da er bei über 12.000 Injektionen noch keinen Todesfall zu verzeichnen habe, könne man das Verfahren wohl als „gefahrenlos" bezeichnen.[9]

Die Schulmedizin hat sich zwar mit der Zellulartherapie befasst, jedoch wurde ihre Wirksamkeit nie allgemein bestätigt. Man sah allerdings im Gegensatz zu Niehans mit Sorge die Gefahren, die das artfremde Eiweiß in sich barg. So stellt der damaligen Direktor der Medizinischen Universitätsklinik Tübingen, Bennhold, in der Deutschen Medizinischen Wochenschrift vom 23. April 1954 drei Krankheitsfälle dar, die er auf die Frischzellentherapie zurückführt, kann und will jedoch zur Frage der Wirksamkeit der Therapie keine Stellung nehmen.[10] Auch in der Ausgabe vom 5. November 1954 wird von zwei Fällen berichtet, bei denen nach der Injektion allergische Reaktionen auftraten.[11] Sämtliche Versuche, die Therapie in Deutschland zu verbieten, scheiterten jedoch bisher (zuletzt 2000).[12]

2.2 Der zeitliche Kontext

Der Wunsch nach Jugend ist so alt wie der Mensch selbst. Dennoch bildeten das Wirtschaftswunder der späten 50er/60er-Jahre einen ganz besonders guten Nährboten für neue Therapieformen, die der Verjüngung dienten.

> „Unter ökonomischen Gesichtspunkten erschienen die 60er-Jahre wie ein kleines goldenes Zeitalter: immer mehr, immer größer, immer schneller. Von den Grenzen des Wachstums sprach noch niemand [...]".[13]

Tatsächlich waren die 60er-Jahre für die Bundesrepublik eine Zeit der Superlative. Zwischen 1950 und 1960 stiegen die Nettolöhne um 70 Prozent an, bis 1970 noch einmal um ganze 100 Prozent.[14] Ab 1957 war zudem der freie Samstag die Regel, was bedeutete, dass die Freizeit immer mehr an Bedeutung gewann und die Arbeitswoche oft nur noch als Mittel für die

---

[8] Vgl. Ebd., S. 20.
[9] Vgl. Ebd., S. 34-37.
[10] Vgl. H. BENNHOLD: Gefahren der Frischzellentherapie, in: Deutsche Medizinische Wochenschrift 79,1 (1954), S. 704.
[11] Vgl. H. G. RIETSCHEL: Gefahren der Frischzellentherapie, in: Deutsche Medizinische Wochenschrift 79,2 (1954), S. 1671.
[12] Vgl. Eberhard WOLFF: Vor 50 Jahren: Paul Niehans bringt den Begriff „Zellulartherapie" in die Öffentlichkeit, in: Schweizerische Ärztezeitung 83 (2002), S. 1727. [Im Folgenden zitiert als „WOLFF 2002".]
[13] Edgar WOLFRUM: Die 60er Jahre. Eine dynamische Gesellschaft, Darmstadt 2006, S. 73. [Im Folgenden zitiert als: „WOLFRUM 60er 2006".]
[14] Vgl. Ebd., S. 73.

finanzielle Absicherung der Freizeitgestaltung angesehen wurde. Zeit und Geld für Luxus waren da, nach den Entbehrungen der unmittelbaren Nachkriegszeit, an die man sich noch lebhaft erinnerte, wollte und konnte man das Leben wieder genießen. Wolfrum fasst dies folgendermaßen zusammen: „Nicht mehr auf Entbehren richtete sich der Blick des Konsumenten, sondern auf Begehrtes."[15]

Diese neuen Lebensbedingungen wirkten sich auch auf den Wunsch nach Jugend, nach Fitness aus. Man wollte jetzt, wo man das Leben in Deutschland wieder genießen konnte, nicht akzeptieren, dass Krankheit oder Altersbeschwerden diese Lebensfreude zu mindern vermochten. Weiterhin schien es keine Grenzen nach oben zu geben – alles war im Aufbruch, alles entwickelte sich vorwärts – warum sollten jetzt auch nicht wichtige wissenschaftliche Durchbrüche erreicht werden? Wenn Frauen sich dank der Anti-Baby-Pille entscheiden konnten, ob sie schwanger werden wollten oder nicht, warum sollte der Hormonhaushalt des Menschen dann nicht auch dahingehend „ausgetrickst" werden, dass er vergaß zu altern?

Ein weiterer Faktor war der mit höheren Löhnen und mehr Freizeit verbundene Massenkonsum, der wiederum den Träger des Jugendgedankens schlechthin förderte: Werbung. Als dem Fernsehen Ende der 50er-Jahre der Durchbruch gelungen war und auch Fernsehwerbung ausgestrahlt wurde – neben dem normalen Programm, das ja auch massenhaft junge, attraktive Schauspieler zeigte – holte sich jeder Haushalt, in dem ein Fernseher stand, täglich jugendliche Gesichter ins Wohnzimmer. Auch die Filme der 50er, die als das „Kino-Jahrzehnt" gelten, und Werbeanzeigen in den Zeitungen und Zeitschriften trugen bereits zu dieser Entwicklung bei. Mehr Kosumbereitschaft bedeutet mehr Werbung, mehr Werbung bedeutet, dass Werte wie Jugend an Bedeutung zunehmen.

Hinzu kam, dass sich die sexuelle Revolution der 60er-Jahre ebenfalls in der Werbung niederschlug – so zeigte zum Beispiel die Werbung der „Fa"-Seife eine nackte Frau.[16] Der Babyboom tat sein übriges um in den Köpfen der Menschen zu verankern, dass sexuelle Attraktivität – d.h. die augenscheinliche körperliche Eignung zur Fortpflanzung – erstrebenswert war.

Dies alles trug dazu bei, dass es Männer wie Frauen in die Praxen von Niehans trieb, der seine Aufgabe im Kampf gegen das Altern folgendermaßen auffasste:

> „Was ich erstrebe, ist nicht nur dem Leben mehr Jahre, besonders aber den Jahren mehr Leben zu schenken. So haben denn auch über 2000 Männer und Frauen, die sich im Alter mit vollem Recht mit einem vorzeitigen körperlichen Verfall nicht abfinden

---

[15] Edgar WOLFRUM: Die 50er Jahre. Kalter Krieg und Wirtschaftswunder, Darmstadt 2006, S. 74.
[16] Vgl. WOLFRUM: 60er 2006, S. 98.

wollten, sich an mich gewandt, um einem Invalidenleben zu entrinnen. Die Wünsche vieler wertvoller Menschen gingen so in Erfüllung."[17]

Niehans sieht die Verjüngungskur also als gutes Recht der Menschen an und ebenso, dass sie ihr Leben genießen können, egal in welchem Alter. Die biologischen Grenzen – dass Altern nun einmal immer körperlichen Verfall bedeutet und somit eigentlich nicht als „vorzeitig" angesehen kann – stellt er in Frage. Auch Niehans war ein Kind seiner Zeit.

3. Entwicklungen in der Frischzellentherapie

3.1 Vorläufer

Niehans wurde zu seiner Therapieform durch ihm vorangegangene Forschung angeregt.

1849 hatte Berthold[18] vier Hähnen die Keimdrüsen herausoperiert und sie an einer anderen Stelle wieder eingepflanzt. Er stellte dabei fest, dass sich die Hähne ohne die Keimdrüsen wie Kapaune, nach dem Einpflanzen jedoch wieder wie normale Hähne verhielten.

1880 ging Brown-Séquard[19] einen Schritt weiter und hatte sich Extrakte aus tierischen Keimdrüsen im Selbstversuch gespritzt. Er hatte diese jedoch falsch verarbeitet und in zu geringer Menge gespritzt. Trotzdem kann er somit als direkter Vorgänger Niehans' gesehen werden.

1920 hatte Voronoff[20] schließlich tierische Keimdrüsen auf eine Frau übertragen, die in die Muskulatur an beliebiger Stelle eingenäht wurden, damit sie die Hormone in das Blut abgeben konnten – sie gingen jedoch zugrunde. Auch Niehans hatte zunächst ganze Drüsen verpflanzt, doch beschreibt er seine Erfolge im Gegensatz zu späteren Werken in „20 Jahre Überpflanzung innersekretorischer Drüsen" von 1948 noch verhalten: „Tausend Überpflanzungen von Tier auf Mensch heisst nicht tausend Erfolge, wohl aber sehr viele auffallend günstige Resultate [...]."[21]

3.2 Entdeckung der Frischzellentherapie

Niehans entdeckte das Verfahren 1931 durch einen „Augenblickseinfall"[22]. Ihm wurde die Behandlung einer Frau angetragen, der zuvor bei einer Kropfoperation die Nebenschilddrüsen verletzt worden waren, was tödlich enden kann. Niehans schlachtete ein Kalb, entnahm ihm

---

[17] NIEHANS 1957, S. 91.

[18] 1803-1861, deutscher Physiologe und Zoologe und Hochschullehrer an der Universität Göttingen.

[19] 1817-1894, französischer n Physiologe und Neurologe.

[20] 1866-1951, französischer Chirurg russischer Abstammung.

[21] Paul NIEHANS: 20 Jahre Überpflanzung innersekretorischer Drüsen. Rückblick und neue Wege, Bern 1948, S. 21.

[22] Autor unbekant: Niehans. Chirurgie ohne Messer, in: Der Spiegel Nr. 13 (1957), S. 32, 40. [Im Folgenden zitiert als „SPIEGEL 1957".]

die Nebenschilddrüsen und fuhr in die Klinik. Die Frau lag jedoch bereits im Sterben, an eine Operation war nicht mehr zu denken. In der Not zerschnitt Niehans die Drüsen, stellte mit Kochsalz eine Aufschwemmung her und ließ die Masse oberhalb der Brust der Frau einfließen. Die Frau, in der Krankengeschichte „B.F." genannt, überlebte und die Frischzellentherapie war geboren.[23]

Allerdings war die Therapie recht unsicher, da die Zellen nach der Entnahme so schnell wie möglich injiziert werden mussten und nicht serologisch[24] und bakteriell untersucht werden konnten. So äußerte zum Beispiel ein Tierarzt in der Deutschen Medizinischen Wochenschrift seine Bedenken, dass Tierärzte zwar in der Lage seien, die Genusstauglichkeit von Fleisch festzustellen, jedoch die Verantwortung für die Verwendung für andere Zwecke beim Arzt liege.[25]

Sie war zudem sehr umständlich, da sich zum Beispiel ein Schlachthof in der Nähe der Praxis befinden musste. Niehans begann nach einer Möglichkeit zur Konservierung zu suchen. So injizierte er sich Zellgewebe, das er im Eisfach des Kühlschranks gelagert hatte. Er merkte am eigenen Körper, dass diese Methode nicht funktionierte.[26] Zusammen mit anderen Ärzten gelang ihm schließlich die Konservierung durch Gefriertrocknung, was in erheblichem Maße zur Vereinfachung, Sicherheit und somit Ausbreitung der Therapie beitrug.

3.3 Der Boom

Die „Arbeitsgemeinschaft für Zellulartherapie" veröffentlichte 1956 eine Statistik, aus der hervorgeht, dass rund eine halbe Million Menschen mit der Zellulartherapie behandelt wurden. Angeblich konnten 62% aller Patienten geheilt werden.[27] Niehans spricht von allein 12.000 Injektionen, die er vorgenommen habe.[28] Durch die große Popularität der Therapie und vor allem durch das breite Anwendungsgebiet sind solche Zahlen durchaus nicht verwunderlich. Dazu kommt, dass die Ampullen nicht teuer waren – der Spiegel beziffert die Preise auf 15,50 Mark bis 28,65 Mark pro Ampulle, je nach Organ. Spätestens als Niehans' Therapie mit den Namen von berühmten Persönlichkeiten wie Papst Pius XII. in Verbindung gebracht wurde, war ihm der Durchbruch gelungen.

Allerdings wurde die Frischzellentherapie mit zunehmender Popularität mehr und mehr von Niehans entbunden. Die Forschung lag nicht in seinen Händen – er besaß weder die nötige

---

[23] Vgl. SPIEGEL 1957, S. 32.
[24] Bei der serologischen Untersuchung wird das Material auf Antigene und Antikörper untersucht.
[25] Vgl. H.H. BETHCKE,: Tierarzt und Frischzellentherapie, in: Deutsche Medizinische Wochenschrift 79,2 (1954), S. 1673.
[26] Vgl. SPIEGEL 1957, S. 37.
[27] Vgl. Ebd., S. 32.
[28] Vgl. NIEHANS 1957, S. 37.

Ausbildung noch die technischen Möglichkeiten. Diese Aufgabe wurde von der 1954 gegründeten „Forschungsgemeinschaft für Zellulartherapie" übernommen. Auch die Kommunikation zwischen den Ärzten, die die Therapie anwandten, wurde an anderer Stelle organisiert, nämlich von der 1953 gegründeten „Arbeitsgemeinschaft für Zellulartherapie". 1957 stand sie mit 2.000 Ärzten in Kontakt. Die Herstellung der Ampullen mit den Trockenzellen fand in Heidelberg statt.[29] Niehans war Schirmherr und Prominentenarzt, der Rest wurde an anderer Stelle koordiniert.

3.4 Kritiker in der Ärzteschaft

Trotz der bereits vor Niehans vorliegenden Forschungsergebnisse, trotz der scheinbar simplen und einleuchtenden Grundlage seiner Therapie, trotz der enormen Nachfrage und trotz scheinbar unerschöpflicher Erfolgsgeschichten machte sich Niehans unter den Medizinern zum Außenseiter und sah seine Therapie harscher Kritik ausgesetzt.

Zunächst konnte sich Niehans als in jene Forschergemeinde integriert fühlen, die tierische Drüsen und Organe als Ganzes zu transplantieren versuchte[30]. Dann jedoch entdeckte Niehans die Frischzellentherapie quasi durch Zufall und stellte erst dann Forschungen an. Dies war und ist jedoch unter Medizinern nicht üblich: Normalerweise wird erst geforscht, dann geprüft und dann angewendet. Niehans wandte seine Therapie jedoch ohne wissenschaftliche Grundlage, ohne zu wissen wie die Zellen im Körper wirkten, weiterhin an, was für viele Mediziner eine Provokation darstellte.

Ein weiterer Punkt, der seine Kollegen störte, war die Tatsache, dass er sich nicht nur der bis dato transplantierten Drüsen, sondern auch anderer Organe bediente, wie Leber, Herz, Magen oder Gehirn.

Weiterhin klangen Niehans' Thesen geradezu banal. Man hatte die Therapieform auch nicht für möglich gehalten, da man davon ausgegangen war, dass sie einen anaphylaktischen Schock nach sich ziehen musste. Niehans führte das Ausbleiben der Symptome des Schocks darauf zurück, dass die Tiere, die er verwendete, ungeboren oder sehr jung waren und ihr Eiweiß somit besser verträglich war.

Viele Ärzte bemängelten zudem, dass anfangs, als die Gefriertrocknung noch keine Anwendung fand, bakteriologische Untersuchungen zwischen Entnahme und Injektion in den Patienten nicht möglich gewesen waren. Dies wurde noch verschlimmert durch die Fahrlässigkeit einzelner Ärzte, die Niehans' „goldene Regeln" (z.B. die ausschließliche

---

[29] Vgl. SPIEGEL 1957, S. 40.
[30] Vgl. WOLFF 2002, S. 1726.

Verwendung frisch geschlachteter Tiere) missachteten und somit ihre Patienten gefährdeten.[31]
Auch Niehans selbst machte Fehler: Man konnte ihm Ungenauigkeiten in seinen
Aufzeichnungen nachweisen. So zitiert der Spiegel den Fall der „Patientin K. Z.", der in drei
Werken Niehans unterschiedlich dargestellt wird.[32] Auch gibt er bei einem Fall als
Beobachtungszeit „viele Jahre" an, was nun wirklich alles bedeuten kann.[33] Sein
extravaganter Lebensstil (Villa, Kunstschätze, Reisen) passte ebenfalls nicht so ganz in das
Bild eines verantwortungsvollen Mediziners.[34]

Fischer unterstellt Niehans' Berufsgenossenschaft gar bloßen Neid und Angst um ihre
Arbeitsplätze. Internisten, Neurologen, Röntgenologen und Chefs von pharmazeutischen
Werken lehnten Niehans' Therapie angeblich alleine schon deshalb ab, weil er ihnen ihre
Arbeitsgrundlage entzöge. Fischer vergleicht Niehans' Entdeckung mit der einer
unzerreißbaren Faser in der Textilindustrie: Angeblich würden die Ärzte befürchten, dass die
Frischzellentherapie bei flächendeckender Anwendung die bisher chirurgisch behandelten
Fälle um ein Drittel reduzieren könne.[35] Diese Aussagen und allgemein die zitierten
Interviews in Fischers Monographie sind m. E. komplett unglaubwürdig, da selbstverständlich
keine Namen genannt werden und wörtlich wiedergegebene Dialoge ihren Platz wohl eher in
journalistischen Texten als in wissenschaftlichen Arbeiten haben. Allerdings illustrieren sie,
wie Niehans' Anhänger den Vorwürfen entgegentraten.

Ein weiterer Grund der Ablehnung ist sicherlich auch im breit gefächerten
Anwendungsspektrum zu suchen, das Niehans vorschlägt – es fällt schwer, einer Therapie
Glauben zu schenken, die wie ein Allheilmittel anmutet. Wolff von der Schweizerischen
Ärztezeitung fasst dies wie folgt zusammen:

> „Der Begründer der Zellulartherapie machte mit seiner neuen Methode in der Folge das,
> was mit therapeutischen Innovationen häufig gemacht wird: Um ihre Bedeutung
> hervorzuheben, pries er sie als wirksam für eine Unzahl möglicher Indikationen an."[36]

Angeblich soll Niehans im Bezug auf seine Kritiker gesagt haben: „Wer Erfolg hat, wird
angegriffen".[37] Niehans ließ sich augenscheinlich nicht von Kritik verunsichern und
praktizierte unbeirrt weiter.

---

[31] Vgl. SPIEGEL 1957, S. 36.
[32] Vgl. Ebd., S. 39.
[33] NIEHANS 1957, S.43.
[34] Vgl. SPIEGEL 1957, S. 39.
[35] Vgl. Kurt Joachim FISCHER: Niehans. Arzt des Papstes, München 1957, S. 58-61. [Im Folgenden zitiert als „FISCHER 1957".]
[36] WOLFF 2002, S. 1726.
[37] Siegfried BLOCK: Sieg über das Altern. Frischzellentherapie heute, Düsseldorf 1978, S. 12.

3.5 Weitere Entwicklung der Frischzellentherapie

Auf die Gründe, warum die Frischzellentherapie inzwischen ihre Bedeutung eingebüßt hat, kann an dieser Stelle nicht weiter eingegangen werden, da sich diese Arbeit auf den Zeitraum ihrer größten Popularität beschränkt und diese Erfolgsgeschichte analysiert werden soll. Es sei nur so viel gesagt, dass die Frischzellentherapie zwar mit einigen Todesfällen in Verbindung gebracht wurde, jedoch heute noch angewandt und im Internet beworben wird – auf den Seiten von *TheraFresh* auch mit dubiosen Gästebucheinträgen, in denen sich zum Beispiel anonymisierte ältere Frauen über ihr „deutlich jüngeres Aussehen" freuen.[38]

4. Faktoren der Popularität

Nachdem die Entwicklungen in der Frischzellentherapie dargestellt wurden, sollen nun die Gründe für die Popularität der Therapie in den 50er/60er-Jahren analysiert werden. Es sind vor allem drei Faktoren, die zu dieser Berühmtheit beitrugen: Niehans' eigene Darstellung seiner Therapie und seiner Therapieerfolge in seinem Werk, seine Persönlichkeit und deren Widerspiegelung in den Medien und die Berichte über seine berühmten Patienten, allen voran Papst Pius XII.

4.1 Niehans' Publikationen

Ein interessantes Merkmal, das vielen Verjüngungstherapien anhaftet, ist der populärwissenschaftliche Charakter der Veröffentlichungen. Sie dienen zugleich „der naturwissenschaftlichen Wissensproduktion und deren populärwissenschaftlichem Konsum"[39]. Diesen Eindruck bekommt man auch beim Lesen von Niehans' „Einführung in die Zellular-Therapie", da Niehans auf der einen Seite Anwendungshinweise für die Ärzte liefert, auf der anderen Seite aber eine einfache Sprache verwendet und bei den Krankengeschichten Resultate beschreibt, die aus einer Werbeanzeige stammen könnten.

Niehans richtete sein Buch wohl eher an Ärzte, da er des Öfteren das Pronomen „wir" verwendet[40] und Themen wie „Die acht Gebote für Frischzellentherapeuten" behandelt. Andererseits kann sein Werk auch ohne Probleme von Laien gelesen werden. Die These ist

---

[38] „Deutlich jüngeres Aussehen
Ich bin stolz, wenn Bekannte sich über mein vitales und gesundes Aussehen wundern und mich bei der Schätzung meines Alters stets deutlich jünger beurteilen.
Frau J. H., 81 Jahre"
Aus: „Das TheraFresh®-Gästebuch", <URL: http://www.frischzellen.de/de/08_frischzellen_gaestebuch.html> (28.06.09).
[39] STOFF 2004, S. 76.
[40] „Wie wollen wir z.B. einer erkrankten Hypophyse mit Hormonen helfen, [...]."
NIEHANS 1957, S. 15.
„Durch gezielte Zellular-Therapie schenken wir dem kranken Organismus neues Leben."
NIEHANS 1957, S. 9.

simpel und erscheint logisch – Zellen aus Tierorganen heilen die entsprechenden Organe im menschlichen Körper. Nada Skerly fasst dies sehr treffend zusammen: „His 160-page Guide to Cell Therapy reads like a cookbook: A dash of thalamus for this and a pinch of pancreas for that."[41] Die Sprache ist nicht mit medizinischem Vokabular überfrachtet und die Listen mit den Indikationsgebieten können auch als Hinweis darauf gelesen werden, ob die eigene Krankheit mit der Frischzellentherapie behandelbar ist oder nicht.

Spätestens bei den Fallgeschichten ist der Stil nicht mehr wissenschaftlich, sondern sehr subjektiv gefärbt. Schon die bloße Anzahl der Patienten, die Niehans angeblich behandelt hat, scheint unglaublich: „Ich kann heute die Resultate von etwa 12.000 Zellinjektionen überblicken, die ich in den letzten 26 Jahren ausgeführt habe."[42] Damit reiht er sich nahtlos in eine lange Reihe von Forschern ein, die in ähnlichen Dimensionen argumentierten: Schmidt mit 600 Fällen, Stanley mit über 1000, Voronoff ebenfalls 1000, Brinkley über 1500, Steinach Tausende bis Zehntausende.[43] 12.000 Zellinjektionen in 26 Jahren, das sind 461 im Jahr – eine gigantische Zahl. Sie suggeriert sowohl dass eine enorme Anzahl von Menschen Niehans ihr Vertrauen schenkte als auch dass die Therapie ungefährlich sein müsse. Der noch unentschlossene Leser wird sich fragen: „Können 12.000 Menschen irren?"

Auch der Inhalt der Krankengeschichten scheint direkt an potentielle Patienten adressiert, was die folgenden Beispiele der angegebenen Resultate zeigen.

Die erste Gruppe der Resultate umfasst jene, die ausführen, dass Patienten durch Krankheit oder Alter ihre liebsten Tätigkeiten nicht mehr ausüben konnten, denen aber durch die Therapie ihr liebstes Hobby wiedergegeben wurde:

(1) „Patient kann wieder skifahren."[44]
(2) „Patientin kann allein kleine Spaziergänge machen, was sie über ein Jahr lang nicht mehr tun konnte."[45]
(3) „Ab IX.50 kann Patient seinen Arm schmerzlos heben und sein schweres Jagdgewehr frei halten."[46]

Diese Darstellung der Resultate weckt Hoffnungen und Wünsche in kranken und/oder älteren Menschen mit ähnlichen Gebrechen, die eigene Freizeit auch bald wieder schöner und aktiver

---

[41] SKERLY, Nada: The „Youth" Doctors, in: The Alica Patterson Foundation, URL:
< http://www.aliciapatterson.org/APF001971/Skerly/Skerly06/Skerly06.html> (02.07.2009), S. 4. [Im Folgenden zitiert als „SKERLY 1971"].
[42] NIEHANS 1957, S. 9.
[43] Vgl. STOFF 2004, S. 164.
[44] NIEHANS 1957, S. 43.
[45] Ebd., S. 51.
[46] Ebd., S. 66.

gestalten zu können. Dies ist m.E. klare Eigenwerbung von Niehans. Doch er geht noch weiter. Einige Resultate haben regelrechten Wunderheilungscharakter:

> (4) „Da keine Behandlung half, bereitete sich Patientin auf das Sterben vor. [...] Ihre Leiden verschwinden."[47]
> (5) „Patientin fühlt sich ‹‹neu dem Leben geschenkt›."[48]
> (6) „Patient kann nur mühsam und mit Schmerzen aufstehen. [...] Zu meiner großen Überraschung kann der Mann schon in der ersten Woche sich völlig frei, rasch und schmerzlos vom Stuhle erheben und der Erfolg hält an."[49]

Die Tragweite dieser Resultate ist enorm. Niehans' Therapie scheint Leben zu retten und so effektiv zu sein, dass die grandiosen Erfolge nicht nur die Patienten, sondern auch ihn selbst überraschen.

Die dritte und letzte Resultat-Gruppe ist die der ungewöhnlichen Anwendungsgebiete, die man im Gegensatz zur Verjüngung nicht mit der Frischzellentherapie in Verbindung bringen würde:

> (7) „Nikotinsucht (Kettenraucher). [...] Seit der Einspritzung empfindet Patient keine Lust mehr zu rauchen."[50]
> (8) „Kinderlose Ehe wegen chronischer Fehlgeburten. [...] Ihr sehnlichster Wunsch erfüllt sich, sie wird Mutter eines gesunden Kindes."[51]

Diese zwei Fälle sind nur zwei von vielen, jedoch eröffnen sie der Frischzellentherapie völlig neue Horizonte, da Nikotinsüchtige und Frauen mit unerfülltem Kinderwunsch eine ganz neue potentielle Patientengruppe erschließen. Weiterhin geben sie der Zellulartherapie den Anschein eines Allheilmittels – eben fast schon eines Wundermittels.

M.E. lassen Ausdrücke wie „zu meiner großen Überraschung" und „sehnlichster Wunsch" eindeutig auf Propagandaabsichten schließen. Selbstverständlich kann nicht festgestellt werden, ob Niehans selbst tatsächlich in diesem Maße an seine eigene Therapie glaubte oder ob er ein sogenannter „Scharlatan" war. Wahrscheinlich ist, dass drei Faktoren eine Rolle spielten: Erstens deutete Niehans die Resultate seiner Behandlungen wohl besonders euphorisch, auf der anderen Seite übertrug sich diese Euphorie auf seine Patienten, deren Heilung bekanntlich viel wahrscheinlicher ist, wenn sie selbst daran glauben. Als weiterer Punkt nannte die American Medical Association 1968 während ihrer Konferenz zum Thema der sogenannten „Quacksalberei" die positiven Auswirkungen der Rahmenbedingungen in der

---

[47] Ebd., S. 74.
[48] Ebd., S. 84.
[49] Ebd., S. 65.
[50] Ebd., S. 79.
[51] Ebd., S. 84.

Klinik und unterstellt Niehans gleichzeitig, dass er die Patienten sorgfältig auswähle, um Misserfolge zu vermeiden:

> „ He [Niehans] carefully selects patients who are likely to respond to his treatment, which includes rest, good care and good food and excludes liquor and tobacco. That is enough to insure that many will feel better."[52]

Wie gesagt kann nicht geklärt werden, ob Niehans gezielt erfolgsversprechende Patienten aussuchte, jedoch sollten die positiven Auswirkungen der gesunden Rahmenbedingungen in Betracht gezogen werden, wenn man Aussagen über die Wirksamkeit treffen wollte.

Niehans selbst verteidigte sich gegen die damals schon erhobenen Vorwürfe und schloss suggestive Einflüsse aus: „andere Nervenzellen [wirken] noch später, was jeden suggestiven Einfluss ausschließt, der ja auch bei Kindern nicht in Frage kommt".[53]

An anderer Stelle soll er gesagt haben:

> „Die psychische Wirkung der Zellinjektion ist keine feststehende Tatsache. Ich zitiere immer zwei Beispiele: den kranken Jaguar im Zoo von Zürich, der an einer Zwischenhirnstörung litt, nach einer Zellinjektion gesund wurde und der psychisch nicht mitreagiert hat, und außerdem Kleinkinder, deren psychische Mitarbeit noch nicht geweckt ist."[54]

4.2 Die Person Paul Niehans

Was in der Öffentlich über Paul Niehans bekannt war, ging weit darüber hinaus, dass er der Erfinder der Frischzellentherapie war. Was man über ihn wusste, vermittelte ein rundes Persönlichkeitsbild.

Niehans, der sich selbst als „einfache[n] Feld-, Wald- und Wiesenchirurg" bezeichnete, wurde 1882 als Sohn eines Berner Chirurgen und als Enkel des deutschen Kaisers Friedrich III. geboren, was ihm einen lebenslangen „Preußenkomplex" bescheren sollte. So leistete er seinen Militärdienst nicht als Arzt ab und war generell sehr sportlich und abenteuerlustig. Er liebte das Bergsteigen und selbst nachdem er sich als Chirurg am Genfer See angesiedelt hatte, zog es ihn trotzdem noch in die Ferne: Er ging als Chef der schweizerischen Rotkreuz-Mission nach Serbien (Balkankrieg), operierte dort monatelang, fuhr sogar noch auf eigene Faust in das Kriegsgefangenenlager in Sajkar und dämmte dort die Fleckenfieberseuche ein. Nach einem kurzen Zwischenstopp in der Schweiz brach der Erste Weltkrieg aus und Niehans zog es wieder an die Front (Dolomitenfront), wo er zwanzig Monate arbeitete, mit mutigen Taten auffiel und angeblich ca. 15.000 verwundete Soldaten behandelte. 1917 wurde er in die

---

[52] SKERLY 1971, S.7.
[53] NIEHANS 1957, S. 35.
[54] FISCHER 1957, S. 125.

Heimat zurückbeordert und etablierte sich endgültig als Chirurg.[55] Natürlich war in der Öffentlichkeit auch bekannt, dass Niehans sehr wohlhabend war, was er mit seiner Villa auch offen zeigte.

Bei Nachforschungen zu Niehans stößt man oft auf Hinweise, dass er ein großes Charisma besessen haben muss. Bestimmt trugen seine sportliche Erscheinung, seine adlige Abstammung, seine Heldentaten und seine Abenteuerlust dazu bei, ihn in einen positiven Kontext zu stellen. Bei alternativen Heilmethoden spielt das Vertrauen in den Heiler gewiss eine große Rolle, da empirische Beweise für die Wirksamkeit oft fehlen. Wer nun einen aktiven, sportlichen Arzt mit einer gewissen Ausstrahlung vor sich sitzen hat, traut ihm sicherlich zu, dass er von Verjüngung und Heilung Bescheid weiß. Somit war dieser persönliche Faktor, der eben nicht nur in der Politik, sondern auch in der Wahl des Arztes eine Rolle spielt, sicherlich gegeben.

Stoff schreibt über häufige Charakteristika der Verjüngungsärzte:

> „Verjüngungsforscher und –ärzte, das waren Vertreter unterschiedlichster biomedizinischer Disziplinen: [...]. Was mit nur wenigen Ausnahmen alle diese verschiedenen Verjünger einte, war, dass sie in oder mit ihrer Disziplin nicht akademisch etabliert waren. Verjünger waren zumeist nicht universitär eingebundene Arrivierende und Häretiker, Außenseiter im medizinischen Feld.“ [56]

Genauso verhielt es sich mit Niehans – er war etabliert als Chirurg mit eigener Praxis, aber an keiner Klinik tätig und auch kein Endokrinologe. So standen also die Möglichkeiten der Forschung in der Klinik gegen seine Fallgeschichten, was den späteren Kampf mit der Ärzteschaft betrifft. Jedoch konnte Niehans seine Erfahrungen als Kriegschirurg nutzen, um seine Befähigung zum Endokrinologen zu rechtfertigen. Laut Fischer erklärte er dem Papst:

> „Das innersekretorische System der Drüsen war in den zwanziger Jahren noch viel zu wenig erforscht. [...] Durch die Auswirkungen vieler Kopfschüsse während des Krieges und ihre Versorgung erkannte ich, welche stellenweise verhängnisvolle Wechselwirkung zwischen dem System der innersekretorischen Drüsen und den Organreaktionen sowie ihrer Hirnsteuerung bestand.“[57]

Obwohl die Frischzellentherapie auch von anderen Ärzten praktiziert wurde und er wie bereits erwähnt nicht an der Forschung beteiligt war, war sie in den Medien doch eng mit seiner Person verbunden. Dies hängt auch damit zusammen, dass ihm besondere Diagnose-Fähigkeiten nachgesagt wurden. So schreibt die „Welt am Sonntag“, dass er bei seiner Tätigkeit im Vatikan intuitiv die richtige Diagnose stellte und sein „unglaubliches

---

[55] Vgl. SPIEGEL 1957, S. 34f.
[56] STOFF 2004, S. 72f.
[57] FISCHER 1957, S. 34f.

Fingerspitzengefühl" selbst von Skeptikern anerkannt wurde.[58] Diese Attribute waren also seit der Heilung des Papstes 1954 eng mit Niehans' Person verbunden.

4.3 Berühmte Patienten

Eine interessante Gegebenheit im Bezug auf die Frischzellentherapie ist die hochgradige Prominenz, die Niehans behandeln dufte. Zu seinen Patienten werden Prominente aus allen Bereichen gezählt, z.B. Politiker wie Konrad Adenauer oder Winston Churchill und Sportler wie Fritz Walter. Sein berühmtester Fall jedoch war die Behandlung von Papst Pius XII. Der Papst soll Niehans 1953 kontaktiert haben, da er unter Schlafstörungen litt. Niehans erklärte ihm, dass der Papst sich für eine Therapie ein bis zwei Wochen frei nehmen müsse, was dieser für unmöglich hielt. 1954 wurde Niehans dann erneut in den Vatikan gerufen – ans Sterbebett des Papstes, der an einer schweren Gastritis (Magenschleimhautentzündung) litt. Angeblich soll der Papst anschließend die Sorge geäußert haben, man könne seinen nahezu sicheren Tod benutzen, um die Frischzellentherapie zu diskreditieren.[59] Doch sie schlug an – der Papst wurde geheilt.[60]

Dem folgte ein großes Medienecho: „Kein Name stand in jenen Wochen in den Schlagzeilen der Zeitungen so oft im Mittelpunkt wie der Name Niehans […].“[61]

Die BZ berichtete z.B. am 17. Februar 1954 von der „revolutionären Heilmethode", „jene „geheimnisvolle Heilmethode, die das Leben Papst Pius XII. rettete." Dass Niehans auch andere Methoden wie Massagen und das Geben von Eiswasser anwandte, wird nicht erwähnt. Weiterhin wird die Wirksamkeit der Therapie bescheinigt: „Die meisten wichtigen Organe des Menschen können so durch die Zufuhr jugendfrischer Tierzellen heilsam beeinflusst werden.“[62]

Niehans stand auch nach der Behandlung weiterhin in Kontakt zum Vatikan und wurde 1955 sogar in die päpstliche Akademie der Wissenschaften berufen – wohlgemerkt als Nachfolger des Penicillin-Entdeckers Sir Alexander Fleming. Auch am tatsächlichen Sterbebett des Papstes war er zugegen und verabschiedete sich.[63]

---

[58] Heinz Sponsel: So wurde der tote Papst verraten, in: WELT AM SONNTAG 27.04.1975, S. 29. [Im Folgenden zitiert als „WAMS 1975".]
[59] FISCHER 1957, S. 24.
[60] WAMS 1975, S. 29.
[61] Ebd.
[62] Autor unbekannt: Wie der Papst gerettet wurde, in: BZ 17.02.1954, S. 4.
[63] WAMS 1975, S. 31.

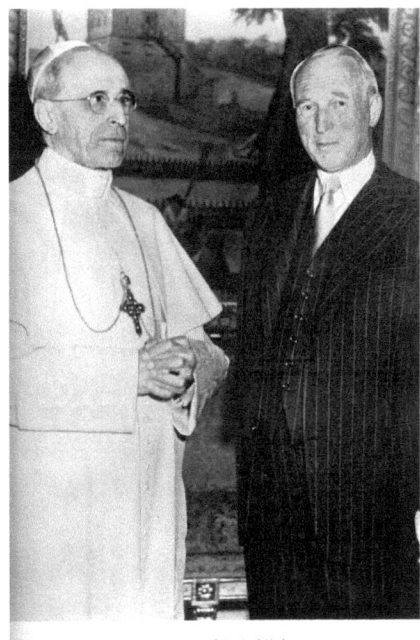

Papst Pius XII. und Dr. Paul Niehans

Abb. aus FISCHER 1957, Innenteil.

Selbstverständlich gibt es wenige Dinge, die medienwirksamer sind als Bilder zusammen mit dem Papst und diese Episode aus Niehans' Leben hat den Berühmtheitsgrad seiner Person und seiner Therapie enorm gesteigert, da die Medien nicht umhin kamen, im Kontext der Heilung des Papstes über ihn zu berichten. Ein Scharlatan oder Betrüger als behandelnder Arzt des Papstes ist schwerlich vorstellbar, wenn man an die Sicherheitsvorkehrungen denkt, die seit jeher zum Schutz des Papstes getroffen wurden und werden.

Es ist allgemein bekannt, dass auch noch in der heutigen Zeit in vielen Bereichen berühmte Persönlichkeiten als Zugpferde eingesetzt werden, ob es sich nun um Gesichtscremes oder Diätprogramme handelt.

5. Fazit

Die Popularität der Frischzellentherapie kann auf vielfältige Faktoren zurückgeführt werden, die nicht alle durch Niehans' Zutun zustandekamen.

Zunächst einmal sorgte der Wohlstand und die Zunahme der Freizeit in den 50er/60er-Jahren dafür, dass die Menschen bereit waren für Wunder – schließlich lebten sie selbst im Land des

Wirtschaftswunders. Niehans bot nun ein medizinisches Wunder an – obgleich er es selbst nicht so zu nennen pflegte – das simpel klang und logisch erschien und somit gut geeignet für die breite Masse war. Dass gerade er diese eigentlich offensichtliche Therapie entdeckt hatte, war auch schnell erklärt – für Versuche am Menschen hätten noch langwierige Studien betrieben werden müssen, doch da die Patientin, der Niehans als erste Frischzellen injizierte, dem Tod näher stand als dem Leben, konnte er einen Versuch wagen. Da die Patientin gerettet wurde, war weitere Forschung aus Niehans' Sicht nicht nötig, um die Therapie weiterhin zu praktizieren.

Seine Berichte über die Resultate waren ebenfalls wenig wissenschaftlich. Er schrieb den Frischzellen zu, Todkranke zu heilen, Hobby-Jäger wieder ein Gewehr halten lassen zu können, Frauen fruchtbar und greise Männer zu Don Juans zu machen. Durch diese Versprechungen fühlten sich viele angesprochen und pilgerten sehnsüchtig zu seiner Klinik. Kritische Stimmen in zeitgenössischen Ärztezeitschriften blieben ungehört von der Allgemeinheit, der Mangel an wissenschaftlich begründeten Beweisen und die Ungewissheit über das Schicksal der injizierten Zellen im Körper war zweitrangig – ganz nach dem Motto „Hauptsache, es wirkt". Der charismatische, kriegserfahrene Arzt adeliger Abstammung, der seine Erfahrung stets heraushob, wirkte so, als wisse er, was er tue. Sein Glaube an seine Therapie zog weite Kreise und erreichte schließlich sogar den Vatikan.

Die Behandlung von Papst Pius XII. war ein unglaublicher Glücksfall für Niehans. Man muss kein Katholik sein um die Ehre zu begreifen, die einem zuteil wird, wenn man das Oberhaupt einer Weltreligion behandeln darf. Nun erledigten die Medien den Rest, indem sie mit der Berichterstattung über die Genesung des Papstes gleichzeitig auch Werbung für die Frischzellentherapie betrieben. Praktischerweise war eine Frischzellenkur dank der Herstellung von gefriergetrockneten Zellen jedoch nicht nur für Prominente, sondern für jedermann erschwinglich.

Zwar behauptet heute in Medizinerkreisen die Mehrheit, dass die Frischzellentherapie wirkungslos ist, doch nichtsdestotrotz wird sie heute noch mancherorts angeboten und sogar mit ähnlichen Phrasen wie vor 60 Jahren beworben. Jedoch: Nach dem Tod ihres charismatischen Entdeckers 1971 und den mit ihr in Verbindung gebrachten Todesfällen in den 80er-Jahren hat die Therapie ihre Bedeutung in der Medizin eingebüßt.

6. Bibliografie

6.1 Quellen:

- Autor unbekannt: Wie der Papst gerettet wurde, in: BZ 17.02.1954, S. 4.

- Autor unbekant: Niehans. Chirurgie ohne Messer, in: Der Spiegel Nr. 13 (1957), S. 32-41.

- Bennhold, H.: Gefahren der Frischzellentherapie, in: Deutsche Medizinische Wochenschrift 79,1 (1954), S. 704-711.

- Bethcke, H.H.: Tierarzt und Frischzellentherapie, in: Deutsche Medizinische Wochenschrift 79,2 (1954), S. 1673f u. 1683.

- Fischer, Kurt Joachim: Niehans. Arzt des Papstes, München 1957.

- Niehans, Paul: 20 Jahre Überpflanzung innersekretorischer Drüsen. Rückblick und neue Wege, Bern 1948.

- Ders.: Einführung in die Zellulartherapie, Bern 1957.

- Rietschel, H.G.: Gefahren der Frischzellentherapie, in: Deutsche Medizinische Wochenschrift 79,2 (1954), S. 1671-1673.

6.2 Sekundärliteratur:

- Block, Siegfried: Sieg über das Altern. Frischzellentherapie heute, Düsseldorf 1978.

- Skerly, Nada: The „Youth" Doctors, in: The Alica Patterson Foundation, URL: <http://www.aliciapatterson.org/APF001971/Skerly/Skerly06/Skerly06.html> (02.07.2009).

- Sponsel, Heinz: So wurde der tote Papst verraten, in: Welt am Sonntag 27.04.1975, S. 29 u. 31.

- Stoff, Heiko: Ewige Jugend. Konzepte der Verjüngung vom späten 19. Jahrhundert bis ins Dritte Reich, Köln 2004.

- Wolff, Eberhard: Vor 50 Jahren: Paul Niehans bringt den Begriff „Zellulartherapie" in die Öffentlichkeit, in: Schweizerische Ärztezeitung 83 (2002), S. 1726f.

- Wolfrum, Edgar: Die 60er Jahre. Eine dynamische Gesellschaft, Darmstadt 2006.

- Ders.: Die 50er Jahre. Kalter Krieg und Wirtschaftswunder, Darmstadt 2006.